# ERREURS ET PRÉJUGÉS POPULAIRES

SUR

# LES DENTS

## AVEC LES MOYENS DE LES CONSERVER BELLES ET BONNES
## JUSQU'A UN AGE AVANCÉ

SUIVIS DE QUELQUES CONSIDÉRATIONS

## SUR L'ART DU DENTISTE

PAR

## BARBIER-BERGERON

### Ch.EN-DENTISTE

Rue du Bourg-Vieux, 38, en face de l'église Saint-Jean

A TARBES

PRIX : 3 FR.

TARBES. — IMPRIMERIE DE J.-A. FOUGA
—
1859

# ERREURS ET PRÉJUGÉS POPULAIRES

SUR

# LES DENTS

## AVEC LES MOYENS DE LES CONSERVER BELLES ET BONNES JUSQU'A UN AGE AVANCÉ

SUIVIS DE QUELQUES CONSIDÉRATIONS

# SUR L'ART DU DENTISTE

PAR

## BARBIER-BERGERON

CH[EN]-DENTISTE

RUE DU BOURG-VIEUX, 38, EN FACE DE L'ÉGLISE SAINT-JEAN

## A TARBES

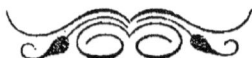

## PRIX : 3 FR.

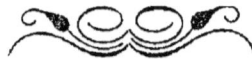

TARBES

IMPRIMERIE DE J.-A. FOUGA

—

1859

# AVANT-PROPOS.

—

*Comment des préjugés combattre l'influence?*
*Le temps qui détruit tout, raffermit leur puissance.*

Les questions nombreuses et souvent réitérées, qui
me sont adressées, chaque jour, dans mon cabinet, par
les personnes qui viennent me consulter sur leurs souffrances et le mauvais état de leur bouche, m'ont sug-
géré la pensée d'écrire et de publier un petit abrégé sur
les maladies de la bouche et des dents, qui, dépouillé
de toutes dissertations scientifiques, toujours fastidieu-
ses et sans intérêt pour le lecteur, se borne à un exposé rapide, clair et tout-à-fait intelligible, aux moyens
d'action qui, selon moi, forment l'art du dentiste dans
ce qu'il a de véritablement utile pour le public et d'essentiellement hygiénique au redressement des préjugés
et des erreurs, qui pullulent dans cette partie de la chirurgie, enfin aux indications précises de la prothèse
buccale, branche que mes travaux de trente ans ont
beaucoup enrichie, et qui a surtout servi à établir les
bases de mes succès, tant à Bordeaux que dans le
département des Hautes-Pyrénées et autres départe-
ments circonvoisins (1).

---

(1) En 1846, je vendis, moyennant la somme de vingt mille francs, *pour
dix ans*, à M. Maillet, d'Avignon, mon cabinet que j'avais formé à Bordeaux. Les dix années sont expirées; j'ai le droit aujourd'hui d'aller
revendiquer mon nom dans ladite ville.

J'ai écrit et publié, en 1849, lorsque je vins, pour la première fois, dans les Pyrénées, et que je résolus de m'y fixer, un petit opuscule ayant pour titre : *Réflexions sur les dents*, dans lequel je donnais quelques conseils hygiéniques, et qui avait particulièrement pour but de faire connaître mes antécédents et mes titres à la confiance publique. Mon attente ne fut point trompée. Je fis mes preuves à Tarbes et à Bagnères pendant la saison des eaux, et je puis dire avec vérité que ma réputation se fit rapidement dans tout le département.

Depuis cette époque, dix années se sont écoulées. L'art et la science dentaire ont fait constamment des progrès, tant en France qu'à l'étranger. Praticien plein d'amour pour mon art, j'ai suivi pas à pas toutes les découvertes et tous les perfectionnements dont s'est enrichie l'odontotechnie.

C'est avec le résultat d'une longue expérience et d'une pratique de plus de *trente ans* que je fais part aujourd'hui au public de mes réflexions sur les maladies de la bouche et des dents. Je les soumets à son appréciation. Si mon livre est médité, comme je l'espère, et qu'il soit profitable, mon but sera atteint.

# OBSERVATIONS GÉNÉRALES

## ET PRÉLIMINAIRES

## SUR LES DENTS.

> Les découvertes les plus utiles, l'éclat même des vérités les plus palpables, ne pénètrent jamais, sans obstacles, à travers les ténèbres de l'ignorance, les erreurs du charlatanisme et les préjugés populaires.

Tous les auteurs, anciens et modernes, depuis Hyppocrate, ont été d'accord sur ce qui constitue la beauté des dents : leur régularité, leur forme, leur blancheur, le brillant de leur émail sont les caractères univoques de leur beauté.

Non-seulement, les jolies dents sont un des principaux ornements de la figure sous le rapport de la grâce et de la beauté ; mais encore, elles sont une des parties dont la conservation est la plus essentielle, sous celui de la santé, on peut même dire de la sociabilité.

Mais pour qu'elles possèdent cette perfection, dont très peu de personnes sont gratifiées, il est nécessaire qu'elles reçoivent à toutes les époques de la vie, la surveillance et les soins manuels de l'homme de l'art, car, si la nature favorise quelques individus, elle ne fait rien pour d'autres, l'art seul peut y remédier.

C'est surtout dès l'enfance, depuis l'âge de sept à huit ans, et jusqu'à seize, que les pères où mères de famille doivent faire surveiller et diriger la deuxième dentition de leurs enfants, car leur négligence, à cet égard, peut causer des difformités dans l'arrangement des dents, difficiles à réparer, souvent irréparables, même quelquefois par suite leur destruction, etc., etc.

Ce sont les dents, qui, par la mastication, préparent les bonnes digestions, condition première de santé ; dans l'état de négligence, au contraire, la carie dont elles sont atteintes exhale des odeurs fétides, provoque la corruption des aliments dans l'estomac, et sont ce qu'il y a de plus repoussant dans les rapports généraux de la société.

Dans les premières années de la jeunesse, lorsque les dents sont encore saines, elles sont ordinairement d'un blanc de lait ; elles peuvent conserver encore dans l'âge adulte cette blancheur éblouissante, lorsqu'aucune altération accidentelle ou morbifique ne vient les ternir ; mais, en général, lorsque nous avançons en âge, ce n'est que par les plus grands soins et la plus scrupuleuse attention qu'on parvient à les conserver et à les empêcher de contracter cette couleur gris-cendré ou jaunâtre, quelquefois noire et dégoûtante, qui vient les affecter dans la vieillesse et souvent beaucoup plus tôt.

Si l'on se pénétrait bien que de toutes les douleurs auxquelles les maladies assujétissent l'homme, il n'en est point qui soient plus insupportables, plus atroces, que celles qui résultent de certaines affections des dents ; on ne négligerait pas de se mettre à l'abri de tant de maux, en consultant deux ou trois fois par an son dentiste et en suivant ses conseils.

En Amérique, en Angleterre, en Belgique, en Espagne (1),

---

(1) Mon fils, reçu médecin de la faculté de Montpellier et de celle de Barcelonne, en Espagne, a su, par ses talents et son caractère philanthropique, se créer une position honorable comme chirurgien-dentiste. Il est placé au premier rang.

et en général dans toutes les grandes villes de l'Europe, les familles aisées et les autres classes de la société ont leur dentiste en titre, comme on a son médecin pour les maladies particulières.

Si les dents sont d'une grande importance pour la conservation de la santé, elles ne sont pas moins d'une nécessité absolue pour la prononciation ; sans elles, la parole est difficile et sifflante, le timbre de la voix se perd, le discours est disgracieux et souvent impossible.

A quels embarras ne sont point réduites alors les personnes qui sont obligées de parler en public et celles qui s'adonnent à la musique vocale? Les dents ménagent la poitrine ; elles empêchent l'air d'entrer et de sortir avec une trop grande rapidité par la bouche, en formant avec la langue une espèce d'écluse qui ne laisse entrer l'air qu'à proportion et par mesure. Alors la poitrine ne s'épuise et ne se dessèche pas aussi facilement. Les dents empêchent encore la salive de couler sur les lèvres.

Beaucoup de personnes, qui sont habituellement attentives aux soins de leur santé, semblent négliger, par un contraste singulier, ce qui est essentiellement nécessaire : la conservation de leurs dents.

Je crois avoir suffisamment démontré les inconvénients attachés à l'insouciance que l'on a pour les dents ; je serai heureux si, ayant mis sous leurs yeux un guide sûr et éclairé, elles savent en profiter pour leur propre bien-être.

# NOMENCLATURE

### DES MALADIES DES DENTS ET DES GENCIVES.

Les maladies qui vont nous occuper sont celles qui affectent les dents, les gencives et les mâchoires ; le nombre, la classification de ses principales maladies et les signes qui les caractérisent, seront mis sous les yeux du public, le plus brièvement possible, afin qu'il soit instruit des dangers qui les accompagnent, et qu'il puisse recourir à l'art de la chirurgie dentaire, dès leur apparition, pour arrêter immédiatement les symtômes caractérisques et les complications fâcheuses qui pourraient en résulter.

### MALADIES DES DENTS.

Deux ordres de causes concourent à la production et au développement de ces maladies ; les unes sont internes, les autres externes.

Parmi les premières, on distingue certaines dispositions particulières du sujet, telles que les affections scorbutiques, rhumatismales, scrofuleuses ou autres, une habitude fluxionnaire ou catarrhale, diverses anomalies nerveuses, l'inflammation de la pulpe dentaire (1), nous pouvons ajouter, les accidents qui proviennent de l'usage des préparations mercurielles, ainsi que les ravages qu'exerce le syphilis sur toute l'économies animale.

---

(1) On a donné le nom de pulpe dentaire à un petit glanglion formé par l'épanouissement des nerfs dentaires au centre de la couronne des dents molaires. Ce glanglion s'enflamme, se décompose quelquefois et ressemble en tous points à de la gélatine corrompue.

Nous rangeons en second ordre les chutes, les coups, la pression des corps durs qui peuvent se rencontrer sous les dents, et qui causent souvent des fractures, l'application de substances, acides ou autres que l'imprévoyance ou la lésine fait acheter au hasard du charlatanisme, la négligence que l'on apporte à remédier à quelques vices de conformation extérieure des dents, les suppressions de transpiration par le contact subit d'un air froid, les ablutions d'eau froide sur la tête, enfin la malpropreté, source ordinaire des plus graves préjudices aux dents, l'infection de la bouche et tous les inconvénients qui en sont la suite.

Les plus habiles professeurs de médecine dentaire ont divisé en trois classes la série des maladies des dents; mais cette division scientifique qui n'est que la racine d'une infinité d'autres subdivisions, non-seulement ne saurait trouver place dans ce court exposé, mais encore y deviendrait plus préjudiciable qu'utile.

Le développement de ces nombreux détails ne pouvant être à la portée des personnes qui n'ont pas une connaissance approfondie de l'art du dentiste, ne ferait qu'embrouiller leurs idées. J'ai voulu éviter ces inconvénients, en ne présentant que l'exposé des maladies dont la bouche et les dents sont le plus généralement affectées.

## DE L'ODONTALGIE OU MAL DE DENTS ET DE LEUR CARIE.

L'odontalgie ou douleur des dents est un mal violent et insupportable. Les causes les plus ordinaires de l'odontalgie sont : la carie des dents et la formation d'abcès dans leurs alvéoles. La douleur d'une dent cariée peut non-seulement affecter les dents circonvoisines, mais encore celles du côté opposé et même la mâchoire correspondante. Il arrive souvent que, la douleur étant si forte, le malade ne sait plus à quelle dent l'attribuer. Cette sensibilité tient à la disposition anatomique des nerfs dentaires et à leur sympathie.

## DE LA CARIE.

La carie ou ulcère des dents est cette destruction graduelle d'une partie ou de la totalité d'une ou de plusieurs dents ; ses causes sont pour la plupart celles que j'ai déjà indiquées.

De toutes les maladies qui attaquent les dents, il n'en est pas qui soient aussi fréquentes, aussi graves que la carie, puisque celle-ci, indépendamment des douleurs insupportables qu'elle cause dans bien des cas, tend incessamment à opérer la destruction de la dent cariée.

La chirurgie en compte sept espèces ; chacune d'elles peut être considérée comme indicative de l'espèce particulière d'affection qui a déterminé la carie.

La carie se manifeste presque toujours à l'extérieur des dents, quelquefois cependant à l'intérieur, plus souvent aux molaires qu'aux canines et aux incisives. Les dernières ou dents de sagesse sont très-sujettes à se carier. D'abord c'est une très-petite portion de la dent qui est affectée par la carie, dont la couleur devient brune ou noirâtre ; souvent elle ne s'aperçoit pas extérieurement ; les douleurs sourdes que l'on ressent à l'intérieur sont les seuls signes qui indiquent la carie.

La carie n'est pas douloureuse par elle-même ; l'affection seule des nerfs en cause la sensibilité. Aussi, n'est-ce que lorsque la carie a formé une excavation qui permet le contact de l'air avec le noyau palpeux, que les douleurs deviennent plus insupportables, selon les circonstances et la position de la dent (1).

## DE LA SUPPURATION INTERNE DES DENTS.

La cavité de la couronne des dents se remplit parfois d'une certaine quantité de pus provenant de l'inflammation de la membrane qui tapisse leur intérieur. Les vives douleurs que le malade éprouve sont si vagues, qu'il ne sait pas lui-même quelle est la dent dont il souffre. Un dentiste expérimenté ne se trompe pas; la teinte brunâtre qu'il découvre au sommet de la couronne, et qui est déterminée par la transparence de l'humeur sanieuse au travers de l'émail, indique le siége de la maladie.

Le meilleur remède est d'extraire la dent, attendu que le remède serait pire que le mal.

## DE L'ÉROSION DES DENTS.

L'érosion est une ulcération de l'émail et même de l'ivoire des dents. Elle diffère de la carie, en ce qu'elle n'est point noirâtre et qu'elle marche plus lentement; elle attaque la couronne des dents et, assez fréquemment, les incisives sur lesquelles elle forme de petites excavations qui paraissent piquetées. Si les dents érodées sont douloureuses, on y remédie en les cautérisant, etc., etc.

## DE LA NÉCROSE DES DENTS.

Cette affection survient ordinairement à la suite de la sup-

---

(1) Je me propose, dans un chapitre particulier, de donner la formule d'un remède odontalgique dont la composition m'a souvent réussi, sinon pour guérir radicalement, du moins pour calmer la douleur des dents cariées, etc., etc.

puration de la destruction ou de la désorganisation de la membrane qui tapisse l'intérieur de la couronne de la dent; quoiqu'elle soit plus ordinairement le résultat d'une inflammation chronique ou gangréneuse des parties molles qui sont en rapport avec la racine des dents, elle peut encore être occasionnée par des violences extérieures. Les dents affectées de Nécrose perdent alors leur couleur naturelle; elles s'ébranlent, quelquefois elles tombent spontanément, d'autres fois elles restent dans les alvéoles et entretiennent un écoulement purulent et fétide qui suinte entre leur collet et la gencive. En fait-on l'extraction, on trouve la racine rugueuse, jaunâtre ou noirâtre.

## DE L'EXOSTOSE DES DENTS

### OU GONFLEMENT DES RACINES DES DENTS MALADES.

Cette maladie, qui agit particulièrement sur les racines des dents malades, se manifeste chez les sujets dont les dents sont devenues douloureuses, soit à la suite de leur carie et de leur usure, soit par l'action d'une diathèse goutteuse ou rhumatismale.

Il est presque impossible de porter un diagnostic exact sur cette affection; on peut tout au plus en soupçonner l'existence à la douleur gravative et profonde qui l'accompagne, et dont l'intensité n'est pas toujours la même au gonflement de l'alvéole, à la mobilité de la dent malade qui ne se rencontre pas dans tous les cas et à la perte de niveau de cette dent avec les dents voisines.

Il n'existe aucun remède pour guérir cette maladie; le seul et le meilleur est de faire l'extraction de la dent ou de la racine. Joseph Fox, dentiste anglais, mentionne, dans son traité sur les maladies des dents, une jeune dame qui fut obligée de se faire extraire toutes les dents, parcéque leurs racines étaient exostosées.

## DU RAMOLLISSEMENT DES DENTS.

Le ramollissement de l'émail des dents a lieu chez les personnes d'un tempérament très bilieux, dont les dents sont continuellement arrosées par une salive visqueuse et abondante, très acide, qui agit particulièrement au collet des dents, au ras des gencives, et finit par y creuser un sillon profond.

On enraye cette maladie en cautérisant les parties malades privées de leur émail, et en orifiant les cavitées où la dent est le plus altérée, etc., etc.

## DE LA CAUTÉRISATION DES DENTS.

On entend par cautérisation une opération au moyen de laquelle on obtient la destruction d'une partie quelconque de l'économie animale par l'application du feu ou de quelque substance caustique. Le but de cette opération est de brûler la partie sur laquelle on opère. Il y a deux sortes de cautérisations : l'une se fait avec le cautère actuel qui est en fer ou en acier rougi à blanc, et qui agit seulement sur la partie malade en la transformant en eschare ; l'autre cautérisation, qu'on nomme potentielle, s'obtient au moyen de minéraux, tels que le chlorure d'antimoine, l'oxide de potassium, le nitrate d'argent, etc., etc. Les effets de ces derniers sont plus sûrs, parce qu'ils pénètrent mieux la partie avec laquelle on les met en contact ; mais dans beaucoup de cas ils peuvent être dangereux, attendu que l'on ne peut pas toujours en borner l'action.

Relativement aux dents malades, on a souvent recours à la

cautérisation pour arrêter les progrès de la carie ou détruire la partie nerveuse qui s'y distribue, dans le cas de fortes douleurs. En pareil cas, on pratique la cautérisation par le feu, parce qu'elle n'offre rien de dangereux.

## DE L'HÉMORRAGIE.

L'hémorragie est une perte de sang déterminée par la rupture d'artères ou de vaisseaux sanguins; elle est quelquefois dangereuse par son opiniâtreté. Comme il existe deux sortes d'hémorragies, il est convenable d'indiquer celle qui est le plus à craindre; l'une a toujours lieu après l'extraction des dents et provient de la division des capillaires sanguins; elle n'est point à craindre. Il n'en est pas ainsi de l'autre qui est occasionnée par la rupture d'artérioles plus ou moins considérables; le sang coule alors avec plus d'abondance; il est rouge et vermeil et sort par jets saccadés; il y a battement des artères. En pareil cas, le malade doit envoyer chercher son médecin ou son dentiste, qui possède divers moyens d'arrêter l'hémorragie. S'il négligeait cette précaution, le malade faiblirait et pourrait tomber en syncope.

## DE LA LUXATION DES DENTS.

On nomme luxation des dents le déplacement de leur situation naturelle produit par un effort quelconque, lorsqu'elles ne sont point sorties entièrement de leurs alvéoles.

Les anciens dentistes, nos devanciers, pratiquaient la luxation dans le but d'arrêter le progrès de la carie, ainsi que la douleur. Les dentistes modernes ont renoncé à cette opération, dont le but était la rupture des vaisseaux et des nerfs, afin d'ôter la sensibilité. Cette opération, douloureuse pour le patient, est rarement suivie de succès: il survient toujours, à la suite de l'opération, une inflammation plus ou moins considérable, accompagnée d'une gêne et même de souffrances insupportables, qui forcent le plus souvent le malade à faire faire l'avulsion complète de la dent.

Les moyens que l'on emploie aujourd'hui sont plus efficaces et moins dangereux.

### DE LA TRANSPLANTATION VIVACE DES DENTS.

La transplantation des dents est une opération barbare dont se servaient les anciens, à une époque où l'art dentaire était encore dans l'enfance, et qui consistait à extraire, à prix d'argent, à un malheureux, une ou plusieurs dents, pour les mettre immédiatement à la place de celles d'un riche, qui les avait cariées.

Les accidents qui peuvent en résulter sont les mêmes que ceux de la luxation et quelquefois pire; je n'en parle ici que pour faire voir qu'elle a été mise à exécution, notamment en Angleterre et en Allemagne.

### REMÈDES POUR GUÉRIR OU CALMER LA DOULEUR DES DENTS CARIÉES.

Comme les maladies des dents sont très nombreuses et qu'une foule de causes peuvent les rendre plus ou moins douloureuses, il faut l'avouer en toute humilité, malgré le nombre prodigieux de remèdes connus et que le charlatanisme préconise, il n'en existe aucun d'infaillible, pas même la fameuse créosote, qui est un scarotique des plus dangereux et des plus corrosifs, car non-seulement son application dans la cavité des dents cariées les brûle et les fait tomber par morceaux, mais encore corode les dents voisines, si le liquide se répand, etc., etc.

Lorsqu'une dent est cariée et douloureuse, on peut en calmer la douleur en introduisant avec précaution une petite boulette de coton imbibée d'alcool camphré, d'éther sulfurique ou de laudanum ; mais si les douleurs persistent, le malade doit consulter son médecin ou le dentiste en qui il a confiance, qui, mieux que personne est à même de juger ce qu'il y a à faire.

### PRÉJUGÉS POPULAIRES SUR L'EXTRACTION DES DENTS CANINES OU ŒILLÉRES.

De temps immémorial, il existe un préjugé difficile à détruire concernant l'extraction des dents canines ou œillères, qui fait redouter généralement à beaucoup de personnes l'extraction de ces dents, parce qu'elles sont persuadées que leurs racines ont des rapports avec les yeux, et qu'il peut en résulter des accidents.

Cette erreur est des plus absurdes, car les racines des dents canines, quelles que soient leur longueur, n'ont aucun rapport avec les yeux. Depuis plus de trente ans que j'exerce la chirurgie buccale, j'en ai extrait souvent à des jeunes personnes, lorsqu'il y avait urgence, ainsi que des racines dans le fond des alvéoles, et jamais il ne m'est survenu le moindre accident. Dans les divers ouvrages qui ont été écrits par les vieux praticiens sur les opérations dentaires, ils n'en mentionnent aucuns.

### DE L'ÉBRANLEMENT DES DENTS.

L'ébranlement des dents peut être produit par deux causes principales : l'une est le résultat des coups, des chutes, etc. ; l'autre tient à diverses maladies : le scrofule, le scorbut, le syphilis, l'usage fréquent des mercuriaux, une constitution débile et la vieillesse y donnent souvent lieu. L'ulcération des gencives, le déchaussement des dents, la formation d'abcès et de fongus dans les alvéoles, qui tendent à les repousser, causent aussi leur ébranlement. Dans ce dernier cas, le meilleur remède est d'extraire la dent la plus malade.

## DE LA FRACTURE DES DENTS.

La fracture des dents a lieu ordinairement par l'effet des coups ou des efforts que l'on fait avec elles sur des corps solides.

La couronne d'une dent peut se fracturer comme étant seule exposée à supporter le choc des corps extérieurs. Les dents peuvent se fracturer partiellement ou en totalité par leurs rapports vicieux. On remédie à cet inconvénient en limant et égalisant les angles les plus saillants, pour éviter que l'intérieur des joues ne soit éraillé, et que la langue, par son mouvement continuel, ne puisse se déchirer ou s'ulcérer.

Lorsque la couronne d'une dent est enlevée complètement et que la racine fait souffrir, on doit en faire l'extraction.

Les dents sont plus faciles à se fracturer lorsque la carie ou la nécrose les ont atteintes, parce qu'alors elles sont plus friables.

## DE L'EXTRACTION OU AVULSION DES DENTS (1).

Dès l'instant où le dentiste reconnaît qu'une dent malade ne

(1) Beaucoup de personnes, même certains dentistes, se servent du mot *arracher* (mot populaire et qui fait mal à entendre). Pourquoi ne pas dire tout simplement: Sortez-moi, je vous prie, cette dent dont je souffre beaucoup?—Je vais vous sortir cette vilaine dent. — Une personne s'est fait sortir plusieurs dents, etc., etc.

2

peut être conservée par aucun des moyens que la science médicale possède, il doit en proposer l'extraction sans hésiter, et ne pas condescendre à faire toute autre opération pour en prolonger la durée, qui ne pourrait être que très-momentanée. Un autre motif non moins important pour le patient, et qui doit être pris en considération, c'est qu'une dent malade et douloureuse sur laquelle on ne peut pas manger compromet les dents voisines tant supérieures qu'inférieures, qui peuvent être la plupart prises de carie en peu de temps.

## DU PLOMBAGE OU OBTURATION DES DENTS.

Cette opération, que l'on nomme vulgairement *plomber les dents*, parce qu'autrefois le plomb seul était employé pour la pratiquer, est très-importante pour les conserver, surtout si elle est faite avec soin et discernement. Les métaux dont on se sert le plus ordinairement sont : le plomb, l'étain, le métal fusible à l'eau bouillante, composé de plomb d'étain et de mercure, la pâte métallique composée d'argent et de mercure, qui devient noire comme de l'encre dans les dents, la pâte au cadmium, étain et mercure, qui ne vaut pas mieux que la précédente, et qui néanmoins est encore employée par quelques dentistes, malgré les inconvénients graves qu'elle peut occasionner.

Les dentistes jaloux de leur réputation ne se servent plus maintenant de ces anciens procédés. L'or blanc de Russie ou platine au premier titre est un métal précieux pour l'obturation des dents cariées ; il est inoxidable et n'a aucun inconvénient. L'or jaune d'Amérique au premier titre, dit *or vierge*, est généralement employé avec succès par tous les dentistes américains, anglais, et beaucoup de dentistes français.

Le ciment blanc dit ciment Sorel (breveté pour 15 ans), qui

a valu à son inventeur une médaille de première classe à l'exposition universelle de 1855, à Paris, et dont moi seul ai le privilége pour tout le département des Hautes-Pyrénées, est un système d'obturation précieux, particulièrement pour les dents de devant.

Le ciment Sorel est composé d'une poudre blanche et d'un liquide qui acquiert à froid, en moins d'une minute, la couleur et la dureté des dents auxquelles il adhère. Il est inaltérable à la salive et aux acides les plus énergiques. On a donné à ce nouveau système le nom de *murage des dents*. On peut manger sur une dent murée une heure après l'opération.

### DE L'USAGE DE LA LIME SUR LES DENTS.

L'usage de la lime sur les dents se pratique avantageusement pour enlever les aspérités et les parties anguleuses et tranchantes qui résultent de leur fracture partielle ou de leur rapport vicieux, ainsi que pour séparer les dents quand elles sont trop serrées et pour les égaliser.

On se sert également de la lime pour enlever le commencement d'une carie. Il existe un préjugé populaire qui prétend que l'usage de la lime sur les dents, les ébranle et les fait carier.

C'est une erreur populaire à ajouter à beaucoup d'autres.

L'usage de la lime, au contraire, est un instrument précieux dans les mains d'un dentiste habile, qui, avec une main légère et exercée, sait en faire usage à propos.

Il est vrai de dire que très peu de dentistes savent bien manier la lime; des dents limées par un dentiste adroit ne doivent pas paraître avoir été touchées.

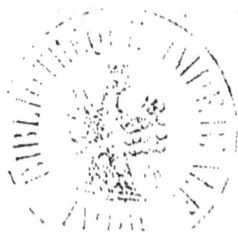

## DES MALADIES DES GENCIVES.

Les maladies des gencives sont au nombre de six, savoir : l'inflammation, l'engorgement, l'ulcération, la parulie, l'épulie et le relâchement. '

Avant de traiter des maladies des gencives, je dois dire un mot de celles qui affectent la membrane muqueuse de la bouche et qui font partie de la chirurgie dentaire.

Les maladies qui attaquent la membrane muqueuse de la bouche sont principalement les aphtes, les ulcères scorbutiques et les ulcères syphilitiques.

Comme le sujet que je traite est limité aux régions de la bouche, je ne m'occuperai point de celles qui tiennent à une cause générale ; il me suffira de parler des aphtes en signalant leur forme et la manière de les guérir.

## DE L'INFLAMMATION DES GENCIVES.

L'inflammation des gencives se reconnaît au gonflement, à la rougeur et à la sensibilité. On combat cette affection par l'usage des émollients et des rafraîchissants. Quand l'inflammation se termine par la suppuration, il se forme une petite collection purulente dont on est averti par un sentiment de fluctuation que l'on éprouve en la touchant et par la blancheur et l'amincissement de la partie qui en est le siége. Les émollients sont alors indiqués jusqu'à la maturité de l'abcès, époque où l'on donne issue au pus avec le bistouri ou la lancette.

Lorsque les gencives sont fortement enflammées, il est avantageux d'y appliquer quelques sangsues.

## DE L'ULCÉRATION DES GENCIVES.

L'ulcération des gencives est une plaie suppurative qui, loin de se cicatriser, tend toujours à s'agrandir. Elle est ordinairement la suite de la carie des dents ou des mâchoires, quand elle ne dépend pas d'une affection générale, telle que le scorbut ou autre maladie. Lorsque le tartre s'amasse entre les dents et les gencives, ces dernières se gonflent autour du collet et s'ulcèrent; cet accident disparaît ordinairement dès que le tartre qui a envahi les dents et les gencives a été enlevé.

Dans toutes les ulcérations des gencives, il est bon de les frictionner avec des infusions émollientes et détersives et s'en rincer la bouche.

## DE L'ENGORGEMENT DES GENCIVES.

L'engorgement des gencives est caractérisé par une teinte livide; elles sont gorgées d'un sang noir et épais, qu'elles laissent échapper par la moindre pression. On remédie à cette maladie en donnant issue au sang par des mouchetures faites avec la lancette, et en nettoyant les dents si elles sont sales et couvertes de tartre. Les lotions rafraîchissantes, telles que l'eau d'orge acidulée, etc., produisent un très-bon effet.

## DES APHTES.

On nomme aphtes des espèces d'ulcères de la membrane muqueuse de la bouche. Ils sont superficiels, à forme irrégu lière, d'une couleur cendrée, et font éprouver un sentiment de châleur brûlante. On les rencontre plus particulièrement à la face interne des lèvres et sur les bords latéraux de la langue.

Ils peuvent être produits par l'abus des liqueurs spiritueuses et fortes. La fumée du tabac chez les fumeurs cause une irritation qui peut leur donner lieu, ainsi que la disposition du sujet, à l'inflammation ou à la faiblesse de sa constitution. L'usage fréquent des mercuriaux donne lieu à des aphtes causés par la rupture de l'épiderme qui recouvre la membrane muqueuse de la bouche; ils sont faciles à reconnaître et diffèrent des autres, parce qu'ils occasionnent le gonflement des glandes salivaires, provoquent la salivation et la tuméfaction de toutes les parties de la bouche, ce qui cause une grande gêne pour l'ouvrir.

Quant à leur forme et à leur couleur, ils ne diffèrent guère des premiers, et causent, comme eux, un sentiment de châleur brûlante.

On emploie généralement pour guérir les aphtes de la première espèce, la cautérisation avec le nitrate d'argent ou le miel rosat, que l'on applique au moyen d'un pinceau de charpie dans lequel il a été trempé; on emploie aussi le miel rosat en gargarismes ainsi que le sirop de vinaigre étendus dans l'eau. On fait usage de boissons rafraîchissantes et émollientes, telles que la limonade cuite, l'orge miellé et les infusions de mauves, de violettes, etc. Je possède un remède très-efficace pour guérir ces aphtes. Il suffit de se frictionner, soir et matin, les gencives avec le doigt indicateur pendant quelques jours, avec mon dentrifice, connu sous le nom de miel éthiopien, pour en être complètement guéri.

L'expérience que j'en ai faite toutes les fois que j'ai eu à l'employer, m'a donné un résultat tel, que je puis l'annoncer comme infaillible contre ce genre d'affection.

Le miel éthiopien est généralement très-salutaire contre toutes les maladies des gencives ; il entretient les dents brillantes, sans les agacer, et la bouche fraîche et rosée (1).

## DES PARULIES.

Les parulies sont des tumeurs inflammatoires des gencives, qui se terminent assez souvent par la suppuration. Pour ce genre d'affection, on fait usage de gargarismes émollients et détersifs, et l'on donne issue au pus lorsqu'il y en aura de formé.

## DES ÉPULIES.

Les épulies sont de petits tubercules ou excroissances charnues, qui sont molles, indolentes ou dures ; elles se montrent ordinairement sur les gencives, dans le voisinage des dents cariées. On les fait disparaître en les coupant et en les cautérisant ; autrement elles deviendraient très-volumineuses, distendraient et défigureraient la bouche, gêneraient alors la mastication et l'usage de la parole ; de plus, il surviendrait des accidents très-graves par l'ulcération de cette tumeur qui déterminerait celles des autres parties de la bouche.

## DU RELACHEMENT DES GENCIVES.

Le relâchement des gencives a lieu lorsqu'elles sont molles, baveuses, blafardes, et qu'elles ont perdu leur teinte rosée : on y remédie en employant des lotions stimulantes, spiritueu-

---

(1) On se servait du miel éthiopien à la cour de France, quand j'habitais Paris, en 1846, sous le règne de Louis-Philippe Ier. Je puis en fournir la preuve.

ses ou acides, étendues dans un liquide rafraîchissant, tel que l'eau d'orge, de gruau, etc., etc., et se frotter les dents et les gencives avec une brosse très douce.

## DES MALADIES DES MACHOIRES.

Les maladies qui peuvent affecter les mâchoires sont : les abcès, les fongus, l'ostéosarcome, la carie, la nécrose et la luxation. Je parlerai très superficiellement des maladies qui attaquent les os maxillaires, parce qu'elles sont pour la plupart du domaine de la grande chirurgie. Si j'en dis quelques mots, c'est parce qu'elles peuvent entraîner la perte des dents, et afin que le lecteur soit instruit des dangers qui les accompagnent.

## DES ABCÈS.

On nomme abcès une tumeur circonscrite, formée d'une collection purulente. Les abcès des mâchoires se manifestent, entre leur bord alvéolaire et les gencives, dans les alvéoles et dans les sinus maxillaires.

Quand il s'est formé des abcès entre les bords alvéolaires et les gencives, on les reconnaît à de petites tumeurs causées par une légère inflammation. Elles peuvent dégénérer en fistules si on les néglige. Ces abcès proviennent ordinairement de la fracture des os alvéolaires ou de la carie des dents. On y remédie en faisant l'extraction de ces parties osseuses.

Lorsqu'il s'est formé du pus dans les alvéoles, les douleurs que le malade éprouve sont très vives, surtout lorsque l'on presse sur la dent, et qu'il existe un petit bourrelet autour du collet.

Quand l'écoulement du pus ne se fait pas et que le malade

éprouve de grandes souffrances, on doit se faire extraire la dent.

Les abcès qui se forment dans les sinus maxillaires sont occasionnés par l'inflammation de la membrane qui les tapisse. On les guérit en faisant l'extraction de la dent la plus rapprochée du siége du mal, parce qu'il est assez ordinaire que les racines de certaines dents entrent dans les sinus maxillaires, et y entretiennent des dépôts purulents.

## DES FONGUS.

On a donné le nom de fongus à des espèces de végétations de la membrane qui tapisse le fond des alvéoles. Elles tendent à chasser les dents sous lesquelles elles sont venues et occasionnent de vives douleurs. On obtient la guérison du fongus en faisant extraire la dent et en cautérisant la partie malade. Il m'est arrivé souvent qu'en faisant l'extraction de ces dents, une petite ampoule en forme de vessie remplie d'un fluide séreux, suivait attachée au bout des racines.

## DE LA LUXATION
### OU DÉPLACEMENT DE LA MACHOIRE INFÉRIEURE.

La mâchoire inférieure peut se déplacer de ses condiles par un effort quelconque, mais particulièrement par un baillement très prononcé. Ce déplacement n'a rien de dangereux. Celui ou celle à qui un pareil accident arriverait doit s'empresser d'envoyer chercher son médecin ou un dentiste en réputation, qui s'empressera de remettre la mâchoire à sa place et de donner ses soins et ses conseils au patient.

### DE L'OSTÉOSARCOME.

En terme chirurgical, on a donné le nom d'ostéosarcome à la dégénérescence cancéreuse du tissu osseux. Le tissu osseux des mâchoires est transformé en une matière molle, lardacée, carcinomateuse. Cette maladie est très-dangereuse et peut occasionner la mort.

### DE LA CARIE DES MACHOIRES.

La carie des os maxillaires est la perte et l'écoulement d'une matière liquide et sanieuse, qui diffère souvent d'odeur et de couleur. Elle peut être occasionnée par le brisement d'une portion plus ou moins considérable de l'os alvéolaire ; elle attaque particulièrement la substance spongieuse.

### DE LA NÉCROSE DES MACHOIRES.

Les affections scrofuleuses et vénériennes amènent souvent la nécrose, la mort ou la gangrène des mâchoires. Une suppuration sanieuse et infecte sépare alors une portion des os maxillaires et prend le nom de séquestre (1).

D'après le tableau des maladies qui précèdent et que je n'ai fait qu'esquisser, je pourrais les appuyer de l'autorité de quelques opérations importantes que j'ai pratiquées moi-même, avec autant de bonheur que de succès, depuis que j'habite Tarbes, bien qu'elles fussent plutôt le partage de la grande chirurgie que celle du chirurgien-dentiste. Mais comme on

---

(1) Dans le cours de ma longue pratique, j'ai remplacé plusieurs fois des portions de mâchoires et de dents, même une partie de la voûte palatine, etc., etc.

pourrait supposer que je veux en faire étalage pour me faire valoir, et que, d'ailleurs, en écrivant ce petit traité, je me suis proposé, dès le commencement, de m'abstenir de toute espèce de citation et de personnalité, je ne m'écarterai pas de mes précédents, je serai fidèle à mes vues, et je me bornerai tout simplement à conseiller aux personnes qui seraient menacées de pareilles maladies, de ne pas s'endormir dans une sécurité trompeuse, de consulter leur médecin et de suivre ses conseils, avant que le mal se soit aggravé.

## DE L'HYGIÈNE DE LA BOUCHE.

### PRÉCEPTES HYGIÉNIQUES.

L'hygiène est une branche de la médecine qui a pour objet la conservation de la santé et la prolongation de la vie en écartant les maladies.

Pour nous, le sujet sera la conservation des dents et l'entretien de la bouche, en écartant les affections qui peuvent s'y rattacher.

Quelque forte que soit notre constitution naturelle ou quelques bonnes dispositions qu'il y ait dans notre organisme dentaire, nous ne devons point abandonner nos dents aux soins exclusifs de la nature ; nous avons encore un devoir à remplir dans l'intérêt de la conservation de ces organes sensibles et délicats. Pour les conserver dans un état de santé et de propreté continuelles, on devra, tous les matins, se gargariser

et se laver la bouche avec de l'eau pure, dans laquelle néanmoins on versera quelques gouttes d'eau-de-vie, de rhum ou
d'alcool camphré ou toute autre liqueur spiritueuse, en se
brossant les dents et les gencives vivement et en tout sens
avec une brosse à dents demi-douce, pour enlever le limon et
le tartre qui auraient pu s'y attacher pendant le sommeil (1).

Lorsque la température sera froide et humide et que la sensibilité des dents sera affectée par la fraîcheur, il faudra se
servir d'eau tiède.

Les moyens que je viens d'indiquer pour l'entretien de la
propreté des dents sont quelquefois impuissants à cause de
l'abondance des sels calcaires qui se déposent sur les dents
de certaines personnes et favorisent l'amas du phosphate de
chaux, que l'on nomme vulgairement du tartre. Il faut alors se
confier à un dentiste habile et consciencieux qui en fait l'abla-
tion avec les instruments nécessaires à cette opération, sans
ébranler les dents. Les personnes sujettes aux douleurs odon-
talgiques et qui ont des dents cariées doivent surtout prendre
des mesures de propreté, afin d'éviter que leur bouche n'exhale
une odeur repoussante.

Marmoutel a dit : « La propreté fait l'embellissement de la
vie ! »

Le célèbre Lavater, pour flétrir, d'une manière un peu éner-
gique, il est vrai, les personnes qui avaient la bouche et les
dents sales et dégoûtantes, disait : « Celui qui n'a pas soin de
ses dents trahit par cette seule négligence des sentiments
ignobles. »

---

(1) Beaucoup de personnes s'abstiennent de se brosser les dents parce
qu'on les a persuadées que l'usage de la brosse les déchausse ou les dé-
racine. Ce préjugé tout populaire est faux sur tous les points. L'usage, au
contraire, de se brosser les dents chaque matin est une très-bonne
habitude dont on se trouve toujours bien.

## DES POUDRES ET DES ÉLIXIRS

EMPLOYÉS ORDINAIREMENT POUR LE NETTOYAGE ET L'ENTRETIEN
DE LA PROPRETÉ DES DENTS.

Comme l'eau simple ne suffit pas pour enlever le limon et le tartre qui s'amassent sur les dents, de temps immémorial, on a imaginé une quantité prodigieuse de poudres, d'opiats et d'élixirs pour nettoyer les dents, et auxquels le charlatanisme a exagéré outre mesure les propriétés merveilleuses, notamment de blanchir les dents, d'en enlever le tartre, etc., etc.

La plus grande partie de ces poudres, tant préconisées, contiennent, pour la plupart, des substances qui, pour blanchir momentanément les dents, peu à peu finissent par les agacer et à dissoudre la lame striée, ce que l'on nomme vulgairement l'émail.

Les poudres les plus simples et inoffensives sont toujours les meilleures. Il en est de même des élixirs qui ont pour base l'alcool aromatisé avec quelques essences spiritueuses.

(Je me propose de donner, dans un chapitre particulier, quelques recettes de poudres dentifrices et d'élixirs pour les personnes qui désireraient elles-mêmes se les préparer.)

Outre les soins de propreté que j'indique dans le chapitre qui précède, il est certaines précautions à prendre pour éviter les maux de dents et leur carie : c'est de ne pas s'exposer nu-tête à un courant d'air lorsque l'on a chaud ou que l'on transpire ; c'est de ne pas boire d'eau froide après que l'on a mangé la soupe chaude et *vice versâ*. On ne doit pas non plus se curer les dents avec des épingles, mais bien avec des cure-dents en plume très-flexible. Il est bon également de se rincer la bouche après chaque repas. On ne doit pas couper du fil avec les dents, comme le font ordinairement les couturières, ce qui fait ébrécher les incisives, ni se sucer les dents à table, habitude indécente et mauvaise qui les perfore et irrite les gencives.

L'observation des conseils que je recommande suffira pour entretenir constamment les dents en bon état, lorsqu'elles ne seront ni cariées, ni douloureuses, et que les gencives seront saines. Mais lorsqu'on y remarque un point noir, indice certain de carie, lorsqu'elles seront douloureuses, que le tartre s'y sera accumulé et que les gencives seront molles, saignantes ou enflammées, il faudra nécessairement alors, et sans délai, recourir aux conseils, à la main et aux instruments du dentiste, bien que d'anciens préjugés empêchent encore beaucoup de personnes de se faire soigner la bouche, dans la persuasion où elles sont que ces derniers ne sont que des agents destructeurs.

Je puis facilement, appuyé par une longue expérience et celle des vieux praticiens, faire reconnaître à chacun son erreur, et prouver que, conduits par une main légère habituée à l'opération, ces instruments procurent des effets immédiats et incontestables, en enlevant de dessus les dents, surtout à leur base, le tartre qui s'y forme, les déchausse, les corode, et détruit les gencives chez toutes les personnes peu soigneuses de leur bouche.

Telles sont les réflexions et les conseils que l'expérience m'a imposé le devoir d'adresser aux hommes en général, mais plus particulièrement aux dames sur les soins nécessaires pour conserver leurs dents belles et saines jusqu'à un âge avancé.

### DES POUDRES DENTIFRICES ET DES ÉLIXIRS
#### POUR LES SOINS DE LA BOUCHE.

Bien que le frottement des dents à l'aide d'une simple brosse imprégnée d'une eau dans laquelle on aura versé quelques gouttes d'une liqueur spiritueuse, suffise presque toujours pour conserver aux dents leur blancheur naturelle, il y a néanmoins des personnes pour lesquelles, d'après la nature de leur constitution ou par suite d'une négligence antérieure, on est obligé d'employer des moyens plus énergiques. De là, l'origine de ce nombre prodigieux de substances proposées pour nettoyer les dents, que l'on a décorées du beau nom de dentifrices, et qui ont ordinairement pour base plusieurs substances médicamenteuses réduites en poudre impalpable.

On peut faire un excellent dentifrice avec trois ou quatre substances bien choisies ; mais rien au monde ne décèle davantage le charlatanisme et l'ignorance que le mélange hétérogène de plusieurs poudres, pour n'en former ensuite qu'une seule, à laquelle on donne un nom extraordinaire.

Les dentifrices très acides sont seuls capables de donner promptement aux dents une blancheur éclatante ; mais on ne saurait être trop circonspect dans leur emploi, puisqu'ils déterminent sur les dents le même effet que quelques gouttes d'acide affaibli produiraient sur du marbre poli. Le phosphate calcaire composant l'émail se dissout, ce qui le dépolit, et les dents alors conservent plus aisément qu'auparavant l'espèce de limon qui tend continuellement à s'y former. Les dents elles-mêmes prennent une teinte jaunâtre indélébile, si l'on continue pendant long-temps de faire usage de semblables dentifrices ; les acides qui en sont la base sont-ils trop concentrés, ils ne tardent pas à mettre à nu la substance gélatineuse des dents, qui alors deviennent sensibles aux moindres impressions, et finissent à la longue par se carier.

Voici la formule d'une poudre dentifrice inoffensive aussi simple que facile à faire :

Magnésie anglaise .................. 30 grammes.

Iris de Florence en poudre impalpable. 15 grammes.

Ponce en poudre impalpable dite *lavée*. 8

Cochenille     *id.*     ......... 4

Alun calciné en poudre ........ .... 2

Esprit d'ambre musqué et rosé........ 2

Mêlez toutes ces poudres ensemble pour n'en former qu'une seule ; il faut la tenir dans une boîte bien fermée pour qu'elle ne s'évapore pas ; on peut s'en servir deux fois par semaine, et même tous les jours au besoin, sans inconvénients.

On peut composer une poudre dentifrice très bonne et infiniment simple avec du charbon de saule ou de bois blanc, mélangée avec moitié de poudre de quinquina, que l'on peut parfumer, si l'on veut, avec quelques gouttes d'essence de menthe ou toute autre essence aromatique. Cette poudre, essentiellement tonique et anti-putride, est excellente pour les personnes qui ont les gencives malades. Il faut s'en frotter les dents vivement chaque matin avec une brosse très douce, puis se rincer la bouche avec un peu d'eau tiède, dans laquelle on aura versé quelques gouttes d'élixir.

### COMPOSITION D'UN ÉLIXIR TONIQUE ET ANTI-SCORBUTIQUE.

Dans un litre d'alcool, mettez ;

15 grammes de résine de Gayac en poudre ;
10 grammes de résine de Benjouin ;
15 grammes racine de Ratania.

Laissez infuser pendant huit jours, agitez chaque jour la bouteille, puis filtrez cette liqueur au travers d'un linge en deux doubles, ou mieux encore au travers d'un papier gris dit papier brouillard ; ajoutez à cette teinture quelques gouttes de menthe anglaise, de néroli et d'esprit d'ambre musqué et rosé. On en verse quelques gouttes dans un demi-verre d'eau, et on s'en frotte les dents et les gencives avec une brosse demi-douce ; puis on s'en gargarise la bouche, à laquelle elle laisse un parfum très agréable.

## COMPOSITION ODONTALGIQUE

### POUR CALMER LA DOULEUR DES DENTS, LORSQU'ELLE EST OCCASIONNÉE PAR LE TROU D'UNE DENT CARIÉE.

En voici la formule :

| | |
|---|---|
| Ether sulfurique.............. | 1 gros. |
| Laudanum liquide..... ........ | 1 |
| Baume du commandeur........ | 1 |
| Huile essentielle de girofle....... | 3 gouttes. |

Mêlez ensemble.

Il faut imbiber une petite boulette de coton avec la susdite composition, et l'introduire doucement sans effort dans le trou de la dent malade, au moyen d'une épingle à tête ou avec un petit morceau de bois qu'on aura façonné. Il faut renouveler la boulette de coton deux ou trois fois par jour, jusqu'à ce que la douleur de la dent se soit calmée.

## ABRÉGÉ DE LA PREMIÈRE DENTITION.

On entend par première dentition l'apparition des petits corps osseux qu'on appelle dents, sur le bord libre des mâchoires. Cette opération naturelle ne peut s'effectuer sans douleur ; elle occasionne souvent des accidents graves, quelquefois la mort de l'enfant.

3

Les parties anatomiques des organes de la dentition sont telles qu'elles prédisposent d'une manière singulière à des maladies sérieuses, par la disposition vicieuse de ces organes dans l'intérieur des mâchoires, par la dureté des parties où sont enfermées les dents, qui sont plus dures encore, par la trop grande irritabilité et la débilité du sujet.

Le travail de la dentition s'opère ainsi qu'il suit : d'abord la couronne des dents renfermée dans un sac membraneux qui reçoit des filets nerveux se forme dans les cavités nommées alvéoles ; à mesure que les dents croissent, elles poussent les gencives et tendent à les percer pour se montrer sur le bord alvéolaire. Si alors les mâchoires ne cèdent pas assez, si les gencives résistent à cause de leur épaisseur, il s'en suit que les dents, par cette pression, déterminent une inflammation qui se propage aux nerfs dentaires ; alors les enfants s'agitent, pleurent, deviennent tristes, languissants, perdent l'appétit et le sommeil ; il leur survient des vomissements, des diarrhées ; ils sont pris fréquemment de convulsions ; la prostration des forces ne tarde pas à se manifester, et assez souvent il arrive que ces petits malades finissent par mourir.

Mon intention n'est pas de porter ici l'effroi dans le cœur tendre des mères, bien loin de là. En traçant le tableau des souffrances et des accidents qu'ont à supporter ces pauvres petits êtres, mon intention est de faire entrevoir seulement les dangers qui précèdent et accompagnent le travail de la première dentition, afin d'y porter remède et conserver des jours si chers et si précieux.

Chez les enfants bien constitués et bien portants, le travail de la dentition ne détermine qu'une légère irritation des membranes buccale et nasale ; l'enfant se frotte souvent le bout du nez et cherche à mordre tout ce qui est à sa portée, à mesure qu'il grandit.

La sortie des dents s'effectue plus facilement, parce qu'alors il a plus de force et se trouve, pour ainsi dire, distrait de la douleur par les objets qui l'environnent ; la seule chose à faire est de laisser agir la nature.

L'éruption des dents de l'enfance est incertaine à préciser, attendu qu'il y a des enfants qui sont beaucoup plus précoces les uns que les autres pour leur dentition.

On a remarqué cependant comme époque directe l'ordre dans lequel je vais la placer. Elle commence six ou sept mois après la naissance, et généralement par les deux incisives centrales de la mâchoire inférieure, qui sont bientôt suivies des deux incisives centrales de la mâchoire supérieure. Viennent un peu plus tard, les deux incisives latérales de la mâchoire inférieure, puis les deux de la mâchoire supérieure ; ensuite les canines, deux à chaque mâchoire, se montrent douze ou quinze mois après la naissance de l'enfant.

Vers le commencement de la deuxième année apparaissent les quatre petites molaires de la mâchoire inférieure, immédiatement les quatre petites molaires de la mâchoire supérieure.

La sortie des dents canines ne s'effectue quelquefois qu'après l'éruption des petites molaires ; alors elle est d'autant plus difficile que ces dents viennent de plus bas et qu'elles sont obligées de se placer entre les incisives moyennes et les petites molaires qui ont déjà fait leur apparition.

La chute de ces dents se fait dans le même ordre dans lequel elles sont venues, et les dents de remplacement se montrent de la même manière que les dents de lait. Les grosses dents molaires ou dents permanentes ne changent pas deux fois. Elles restent jusqu'à la vieillesse, font leur éruption, les premières, une de chaque côté des mâchoires, vers l'âge de quatre à cinq ans, et les deuxièmes de dix à douze ans. De seize à vingt-cinq ans, viennent les quatre dents de sagesse, deux à chaque mâchoire, qui complètent le nombre de trente-deux ; celles qui excèdent ce nombre sont réputées surnuméraires.

Les incisives, les petites molaires et les canines sont les dents de l'enfance, et celles qui donnent le plus de crainte par leur éruption laborieuse ; aussi, je vais donner des conseils pour arriver avec succès à leur parfait développement et prescrire les moyens à prendre dans de pareils cas.

Lorsque les premiers symptômes se montrent, ayez un soin tout particulier de vos petits enfants ; tenez-les chaudement, et laissez la nature faire son travail, tant qu'il n'existera pas de fièvre qui puisse faire craindre un trouble dans les fonctions. On emploiera les frictions sur les gencives, avec le miel, l'huile, etc., pour donner de la souplesse et de la fraîcheur aux parties irritées.

Si l'enfant est faible, on lui fera prendre quelques légers toniques, tels que le vin coupé avec de l'eau sucrée, ou quelques sirops. Lorsque l'enfant est fort, on emploie les émollients et les laxatifs.

La nourriture qui est propre aux enfants pendant le travail de la dentition peut contribuer à le faciliter ; ainsi le lait, qui est alors leur principal aliment, doit être pur, selon que leur estomac pourra le supporter (il n'y en a pas de meilleur que celui de la mère, si c'est elle qui allaite son enfant). Dans le cas contraire, on prendra le lait de vache, de chèvre ou d'ânesse. On pourra leur donner, comme aliments solides, du biscuit trempé dans le bouillon de bœuf ou de poulet ; les gelées de pomme, les crèmes de riz sont des moyens excellents pour faciliter leur rétablissement.

De temps en temps, on peut leur donner de l'eau rougie,

même quelque peu de bon vin vieux et pur. L'émulsion d'amande douce, l'orge coupé avec le lait sont très bons pour la boisson. Si l'enfant évacue difficilement, pour entretenir la liberté du ventre, on mettra du miel dans les breuvages, et on donnera des lavements faits avec la décoction de graine de lin ou de son.

Une grande propreté doit toujours entourer l'enfant. On choisira pour son habitation un endroit aéré et exposé au soleil. On évitera de le contrarier, parce qu'à cet âge, étant d'une très grande susceptibilité nerveuse, cela pourrait contribuer à aggraver son état. On doit le promener pendant les beaux jours, afin qu'il respire un air pur et vivifiant.

S'il arrivait que les symptômes présentassent des caractères fâcheux, il faudrait s'empresser d'appeler un médecin comme étant l'homme qui peut juger du mal et y porter remède, attendu que les maladies occasionnées par la dentition sont plutôt du domaine de la médecine proprement dite que de celui du chirurgien-dentiste.

### SECONDE DENTITION.

La seconde dentition a lieu lorsque les dents de remplacement succèdent à celles de lait, aux époques fixées par la nature. Comme il a été déjà dit, cette opération est accompagnée quelquefois d'accidents plus ou moins fâcheux, occasionnés par la résistance que peuvent opposer les dents de lait à la sortie des dents secondaires, lorsque les premières ne sont pas tombées, ce qui peut donner aux nouvelles une direction vicieuse et contre l'ordre naturel, par ce seul fait qu'elles ne peuvent suivre la route qu'elles doivent prendre. Alors, elles se portent en dedans, en dehors ou sur les côtés, en sorte qu'elles forment une double rangée. Elles sont gênantes pour la mastication et l'articulation des sons, la langue étant en quelque sorte emprisonnée dans un cercle trop étroit, où elle a de la peine à se mouvoir, et elles changent l'harmonie du visage.

On prévient cet accident en faisant l'extraction des dents de lait; mais généralement il faut attendre pour cela qu'elles soient vaccillantes, et ne le faire qu'après avoir bien examiné leur position, parce qu'il pourrait arriver qu'en les ôtant trop tôt, on s'exposerait à préjudicier aux dents secondaires.

On ne doit ôter les dents incisives de lait qu'à mesure qu'elles tremblent, une à une, et seulement quand celles de remplacement s'annoncent sensiblement. Il ne faut point enlever les canines de lait dans l'intention de placer les incisives de deuxième pousse, attendu que ces quatre incisives, mal rangées en apparence, élargiront bientôt la position du cercle de la mâchoire qu'elles occupent, et que tel enfant qui annonçait des dents mal rangées à huit ans les aura très bien à douze.

Il ne faut enlever les petites molaires de lait, que lorsque celles de seconde pousse les font vacciller, ce qui arrive ordinairement vers l'âge de dix à douze ans, et conserver ces molaires le plus tard qu'on peut, car ces dents n'étant remplacées qu'à l'âge de dix ans environ, on s'exposerait à offenser le germe des dents adultes, lequel est placé entre leurs racines dont elles protègent le développement.

Si l'enfant souffrait de l'une de ces dents et qu'elle fût cariée, au lieu d'en faire faire l'extraction, il serait infiniment mieux d'employer quelques moyens calmants pour appaiser la douleur, attendu qu'on pourrait l'obturer (comme je le fais souvent en pareil cas).

## DE LA DIRECTION VICIEUSE DES DENTS
## ET DE LEUR IRRÉGULARITÉ.

—

MOYENS QUE L'ART POSSÈDE POUR Y REMÉDIER.

La mauvaise direction des dents de la deuxième dentition provient de deux causes principales :

La première de ce que l'on n'a pas eu l'attention soutenue à l'égard des enfants, lors de l'éruption de la seconde dentition. Alors, les premières dents, dites dents de lait, qui auraient dû être ôtées en temps opportun, ne l'ayant pas été, ont obligé celles de remplacement à percer à côté d'elles, en dedans ou en dehors. Dans cet état contre nature, elles troublent l'harmonie du visage et occasionnent de la gêne et même de la douleur, parce qu'elles sont très serrées les unes contre les autres et donnent lieu à la pression, au gonflement et au saignement des gencives.

La deuxième cause qui s'oppose au placement régulier des dents, c'est souvent l'étroitesse ou le peu de développement de l'arcade dentaire. Dans une pareille hypothèse, beaucoup de dentistes n'hésitent pas à sacrifier quelques dents pour favoriser l'arrangement des voisines ; ordinairement, ce sont les premières petites molaires, soit supérieures, soit inférieures, que l'on sacrifie, parce qu'il en reste encore quatre toutes pareilles, une de chaque côté.

Un dentiste expérimenté, avant de prendre une pareille détermination, doit y réfléchir sérieusement, et compenser les avantages et les inconvénients de cette opération. Quand l'arcade dentaire est très étroite, naturellement, en faisant l'avulsion des dents que j'ai désignées ci-dessus, elle tend à se resserrer davantage ; en pareil cas, il vaut mieux agrandir les os maxillaires, par un appareil en or qui parcourt régulièrement l'intérieur de l'arcade dentaire et qui agit graduellement sans effort. On modifie cet appareil à mesure que l'on obtient des résultats.

Les dentistes d'autrefois étaient très peu experts pour le redressement des dents ; depuis que l'art dentaire a progressé, des artistes ingénieux ont imaginé des moyens très simples, mais qui nécessairement sont très variés dans leur structure, qui doit être relative aux diverses difficultés qui se rencontrent et au but que l'on se propose.

Ces appareils, qui se font toujours en or *à dix-huit carats*, ont reçu la dénomination d'extenseurs et de contre-extenseurs, etc., etc.

### INVERSION DES ARCADES DENTAIRES.

L'inversion des arcades dentaires a lieu lorsque les mâchoires étant rapprochées, les dents supérieures se placent derrière les inférieures, et que même leurs tubercules ne peuvent s'engréner régulièrement. Alors les dents supérieures s'usent par leur partie antérieure, tandis que dans l'état naturel le contraire a lieu.

Ce manque de régularité dans les rapports des dents constitue ce que l'on appelle vulgairement menton de galoche ou menton de vieillard.

On remédie à ce vice de conformation par un appareil à plan incliné, qui pousse graduellement les dents supérieures en dehors et les oblige à croiser sur les inférieures.

A l'époque où j'exerçais à Bordeaux, j'ai eu plusieurs fois

occasion de remédier à de pareilles anomalies ; ces sortes d'opérations m'ont toujours réussi.

Ordinairement, on ne s'occupe du redressage des dents et autres opérations analogues que lorsque le sujet a atteint l'âge de quinze à seize ans, parce qu'à cette époque de la vie la plus grande partie des dents de la deuxième dentition sont sorties, et la mâchoire a acquis à peu près le degré de développement qu'elle doit avoir pendant la vie.

## APOLOGIE

### DE

# L'ART DU DENTISTE.

La profession de dentiste se compose de deux parties bien distinctes : l'une, qui dérive de la médecine, traite des moyens de guérir les maladies de la bouche et des dents, et de faire toutes les opérations relatives à ces diverses maladies, comme aussi de les conserver par tous les moyens que l'art et la science indiquent. L'autre, qui est toute mécanique, consiste à restituer à la bouche les organes que des maladies ou des causes accidentelles lui ont fait perdre, tels que les dents, les gencives, des portions d'os des mâchoires, le nez, le menton et même le palais, etc., etc.

C'est cette partie artificielle de notre art, qui ne supporte pas de médiocrité, que les praticiens modernes ont désignée sous la dénomination de prothèse dentaire ou prothèse buccale (1).

La prothèse buccale, pour me servir de la dénomination admise, constitue un art précieux et fort important pour le bien de l'humanité beaucoup plus difficile et plus étendu qu'on ne le suppose. Cet art ne s'apprend que par une longue prati que ; je dirai plus, celui qui se destine à cette profession ne sera jamais qu'un praticien ordinaire, dont les moyens d'action seront bornés, si la nature ne l'a pas doué d'une grande adresse et d'une aptitude toute particulière pour les travaux manuels.

Il faut, je le répète, que les doigts de celui qui se destine à cette profession (pour devenir un dentiste distingué) aient été préparés d'avance à des ouvrages d'art, tels que la bijouterie, l'horlogerie, la gravure, la sculpture, voire même l'art du mouleur et du fondeur, professions dont, à chaque instant, on est obligé d'emprunter quelques parties.

Mais le dentiste qui ne saurait faire que des dents ne serait qu'un ouvrier adroit s'il ne joignait aux arts manuels les connaissances médicales qui lui sont relatives. Or, je le répète, pour être bon dentiste dans toute l'acception du mot, il faut être adroit opérateur, posséder les connaissances qui sont du domaine de la médecine et de la chirurgie buccale, et être habile artiste.

Dans le siècle de lumières où nous vivons, et où les sciences, les arts et l'industrie, grâce au génie actif et laborieux des hommes, ont fait de si grands progrès, l'art du dentiste, qui fut long-temps le domaine des empiriques, est devenu une profession honorable, surtout si celui qui l'exerce le fait avec dignité.

---

(1) Prothèse, mot dérivé du grec, signifie opération par laquelle on remplace une partie qui manque par une autre artificielle.

C'est à la capitale de la France, berceau de l'art du dentiste, c'est dans cette métropole de l'Europe que cet art important a été porté au plus haut degré de perfection (1).

## PIÈCES DENTAIRES PARTIELLES ET DENTIERS COMPLETS (2).

---

### SYSTÈMES OU PROCÉDÉS POUR LA CONFECTION DES PIÈCES DENTAIRES.

Les procédés et combinaisons que l'art dentaire possède pour la confection des pièces artificielles et dentures complètes sont nécessairement très-variés. Le choix des matières que l'on doit employer est toujours subordonné et relatif à l'âge de la personne qui a perdu ses dents, à ses goûts particuliers, à la longueur, à la mobilité, à la couleur de celles qui lui restent, à leur sensibilité, à l'état de ses gencives, à la disposition des formes de sa bouche, et à une foule d'autres considérations qu'il serait trop long d'énumérer.

Beaucoup de personnes, qui n'ont aucune idée des ressources de notre art, se figurent que celui qui porte des dents artificielles est tenu de les sortir chaque jour pour manger ou dormir; c'est une erreur toute populaire, à l'exception des dentiers complets faits en hippopotame et les pièces osanores,

---

(1) Rendons cependant à César ce qui appartient à César. Plusieurs dentistes américains et anglais ont beaucoup contribué à faire progresser l'art dentaire.

(2) Beaucoup de dentistes se servent encore de la dénomination de *ratelier*. Ce mot, qui raisonne mal à l'oreille, devrait être à tout jamais rayé du vocabulaire du dentiste. En terme de l'art, on dit : Une pièce artificielle dentaire, un demi-dentier, une denture, un dentier complet. — Je suis content de mon dentier. — Mon dentier me va bien, etc., etc·

dont j'entretiendrai le lecteur dans le chapitre suivant, que l'on sort chaque soir en se couchant, par mesure de propreté et de conservation, surtout quand on n'en a qu'un.

Les pièces dentaires composées de dents incorruptibles, montées à base d'or ou de platine, ne se sortent de la bouche que quand cela convient à la personne qui en fait usage. Les dentistes qui sont aujourd'hui à la hauteur des progrès de l'art exécutent des pièces avec une si grande précision, que l'on peut les mettre et sortir soi-même avec beaucoup de facilité.

Je porte moi-même un dentier depuis long-temps, avec lequel je mange parfaitement; je le sors et le remets à ma bouche, devant mes clients, aussi vite que la pensée.

C'est surtout depuis l'invention des dents minérales, que l'on a constamment perfectionnées, et qui sont aujourd'hui à leur apogée pour l'imitation des naturelles, dont les teintes sont très variées et qu'elles conservent indéfiniment, ce qui les a fait généralement adopter et nommer, à juste titre, éternelles et incorruptibles; c'est, dis-je, depuis que l'on a perfectionné ces sortes de dents que le mécanisme dentaire a pris une grande extension.

## EMPLOI DES DENTS HUMAINES POUR LA PROTHÈSE DENTAIRE.

Les dentistes anciens se servaient presque exclusivement des dents humaines. Ces dents provenaient, pour la plupart, de malheureux morts dans les hôpitaux et sur les champs de bataille, et quelquefois même des morts des cimetières, ainsi que des dents de certains animaux, de l'ivoire, etc., etc.

Mais, je le répète, depuis que l'on a inventé et perfectionné les dents minérales, les dents humaines sont généralement abandonnées par les dentistes français (1), par la répugnance naturelle que l'on éprouve de porter des dents ayant appartenu à des individus qui peuvent avoir eu de mauvaises maladies. Les dents naturelles ont un autre grave inconvénient, celui de ne pas avoir de vitalité ; l'ivoire de l'intérieur de ces dents se ramollit quelquefois rapidement sous l'influence de la salive, peu à peu les dents noircissent, s'ébranlent de la monture ou de leur pivot, contractent une mauvaise odeur et finissent par tomber.

Les dents artificielles placées par un praticien habile ne doivent pas se distinguer des naturelles, s'il en reste à la personne. Non-seulement elles contribuent à la mastication, mais encore, si la pièce est bien exécutée, suivant les règles de l'art, elle sert de point d'appui à leurs voisines qui, privées de ce soutien, seraient promptement ébranlées.

Une seule dent incisive qui manque à la mâchoire supérieure ôte toute la grâce à un sourire. Les Espagnols disent : *Mas vale un diente que un diamante* ; une dent vaut mieux qu'un diamant.

Certains mots sont sifflés, des jets de salive sont lancés au visage de ceux à qui l'on parle ; une personne privée de plusieurs dents au devant de la bouche parle avec difficulté et y porte la main chaque fois qu'elle rit, ou bien, guidée par un instinct qui lui rappelle sans cesse son infirmité, elle abaisse et rapproche ses lèvres avec affectation ; mais ces efforts sont inutiles, on s'aperçoit facilement qu'il lui manque des dents ; ses lèvres s'enfoncent et donnent à sa figure un air chagrin.

---

(1) Cependant elles sont encore employées par quelques dentistes dans certaines contrées de l'Angleterre.

## CONSIDÉRATIONS SUR LES PIÈCES DENTAIRES
### D'UNE CERTAINE ÉTENDUE,
MAIS PARTICULIÈREMENT SUR LA CONFECTION DES DENTIERS
COMPLETS.

Tous ceux qui se livrent à l'art dentaire arrivent facilement à faire des pièces plus ou moins bien de quelques dents; mais lorsqu'il s'agit d'exécuter et de placer de grands travaux, surtout des dentiers complets, c'est là l'écueil où leur peu de talent et d'expérience vient se briser. C'est là qu'ils échouent! En effet, les dentiers bien exécutés sont le chef-d'œuvre de l'art; il ne suffit pas qu'ils soient bien faits, il faut encore qu'ils fonctionnent bien, qu'ils ne fatiguent pas la bouche des personnes qui les portent et qu'elles puissent manger et parler avec facilité. En un mot, pour bien exécuter les dentiers complets, il faut en avoir fait des centaines. Je dois dire néanmoins que quelque bien fait que soit un dentier, on en retire d'abord peu d'utilité; ce n'est qu'au bout de quelques jours que la prononciation et la mastication s'exécutent d'une manière assez parfaite, que la personne est contente, qu'elle peut en reconnaître tous les avantages, apprécier toute la satisfaction que lui procure son dentier, dont elle ne peut plus se séparer (1).

> Une bouche est indispensable
> Pour manger sa part d'un repas,
> Mais mâcher est un préalable
> Quand les morceaux ne fondent pas.

---

(1) Il existe un préjugé ou erreur qui empêche beaucoup de personnes de se faire faire un dentier, parce qu'elles sont persuadées qu'il faudrait leur sortir les quelques dents qui leur restent encore. C'est précisément le contraire : le dentier s'enclave dans les dents restantes, les soutient et en retarde pour long-temps leur chute, n'étant plus ébranlées par le travail de la mastication.

Le nez respire et la main touche
De Comus les mets succulents
Mais à quoi sert d'ouvrir la bouche
Quand par malheur elle est sans dents.

## DENTS OSANORES OU OS SANS OS.

Il y a environ quinze ans, deux dentistes de Paris firent grand bruit dans la presse, au sujet d'un système de dents sans pivots, crochets d'or, ligatures ni ressorts, et lui donnèrent le nom d'osanores ou os sans os, système dont ils se dirent les inventeurs, et auquel ils attribuaient de très grands avantages sur tous les autres moyens connus pour remplacer la perte des dents.

## MATIÈRE OU SUBSTANCE AVEC LAQUELLE ON FABRIQUE LES DENTS DITES OSANORES.

Les pièces dentaires dites osanores sont prises dans un bloc ou tranche provenant d'une dent lanière ou canine de l'hippopotame. Ces sortes de pièces, dont la durée est limitée, ne peuvent pas être employées exclusivement pour toutes les personnes en général (1); elles ne conviennent qu'aux personnes âgées, qui ont les gencives délicates et sensibles; je dois convenir néanmoins, comme fruit de ma propre expérience, qu'elles rendent de grands services à ceux ou celles qui en portent, tant pour la prononciation que pour la mastication.

J'ai toujours dans mon cabinet des pièces dentaires et des dentiers complets dans tous les systèmes, prêts à montrer aux personnes que cela peut intéresser.

---

(1) Dans la brochure que j'ai écrite en 1849, j'en limitai beaucoup leur emploi.

En terminant ce que j'avais à dire, le plus brièvement qu'il m'a été possible, sur les dents artificielles en général, me sera-t-il permis, pour distraire un peu le lecteur, de lui mettre ici sous les yeux un article assez drôlatique et très spirituel, sorti de la plume d'un homme de lettres distingué à Paris, M. J. Pelletan fils, et inséré en Variétés dans le journal l'*Art Dentaire*, de M. Preterre, dentiste américain à Paris, des mois d'octobre et de novembre derniers. Nous copions mot à mot sans rien changer au susdit article.

## LA PREMIÈRE AUX PARISIENS.

—

### LES DENTS

##### ET LEUR INFLUENCE SUR LES SOCIÉTÉS HUMAINES ET SUR LES DESTINÉES DES EMPIRES.

—

Chers Parisiens,

Pour la première fois, les rédacteurs de l'*Art Dentaire* me confient quelques colonnes de leur journal. En l'honneur de quoi je vais faire de mon mieux, et tâcher, chers lecteurs, de ne point trop vous ennuyer.

Après ces trente pages de science positive et sérieuses, vous me permettrez bien, n'est-ce pas, de quitter le ton doctoral et de mêler un peu le plaisant au sévère? Je vais aujourd'hui, si vous le voulez bien, ébaucher à votre intention une monographie des dents, mais non plus, cette fois, au point de vue de la prothèse, — non, assez de prothèse, on en a mis partout, — mais au point de vue de l'influence qu'exercent les dents sur l'économie des sociétés humaines et les destinées des empires.

Voilà, me direz-vous, une idée ambitieuse. — Ambitieuse ! soit, messieurs, j'y consens ; mais juste, c'est ce que je vais vous démontrer.

« Dent, substantif féminin : petit os dur qui tient à la mâchoire, et sert à manger et à mordre. »

Telle est la définition que donne de la dent le *Dictionnaire de l'Académie* ; mais, hélas ! que sont pauvres ces deux lignes !

Que la dent tienne à la mâchoire, cela n'est que trop vrai et trop connu. Que de fois la clef maudite que Garengeot « *Inventa pour punir les crimes de la terre*, » nous a prouvé la ténacité de cet organe, où ces messieurs de l'Académie ne voient qu'un petit os qui sert à manger et à mordre. Que de maxilaires fendus, que de gencives broyées, que de joues entamées ou perforées pour la démonstration de cette grande vérité ! Aussi ( et ceci est une parenthèse ) reconnaissant la réalité de ce fait, devons-nous crier : « A bas la clef de Garengeot ! Vive la pince américaine ! » (1)

Que les dents servent à manger et à mordre, je l'avoue, cela est encore vrai. Mais, où vous errez, ô académiciens, c'est lorsque vous oubliez que les dents servent à la beauté. Point de beauté sans une belle bouche, point de belle bouche sans belles dents. Ceci est un axiôme que vous ne contesterez point. Les dents sont au sourire ce qu'est le lapin à la gibelotte. Sans dents point de sourire. O académiciens ! Serait-il donc vrai que vous avez tous quatre-vingts ans ? -- Le sourire d'une jolie femme vous est-il donc indifférent, ou bien n'avez-vous plus de dents vous-mêmes pour les traiter aussi légèrement ?

_____

(1) Je possède une collection d'instruments fabriqués sur les modèles des plus célèbres dentistes américains, dont je me sers avec avantage. Je me ferai un vrai plaisir de les montrer aux médecins qui désireraient les voir.                        BARBIER-BERGERON.

4

Et quand bien même, après tout, les dents ne serviraient qu'à manger, c'est-à-dire à broyer les aliments, cela serait déjà fort beau ; car les plaisirs de l'estomac sont, comme je l'ai démontré ailleurs, des jouissances de premier ordre appréciées de tous les hommes de tous les âges et dans tous les temps. Or, il n'est point de victuaille, si succulente qu'elle soit, qui fournisse au gourmet la somme de jouissances qu'elle peut donner, si elle n'est convenablement broyée. Demandez plutôt à Charles Monselet. Outre que le gourmet vorace expie cruellement les plaisirs de son dîner par les tourments d'une mauvaise digestion, car onc aliment mal broyé ne fut bien digéré. Demandez à mon spirituel collaborateur, M. H. Denau. Et notez bien, chers concitoyens, que ce ne sont pas là de vaines phrases; sachez que bien des maladies d'estomac, ces longues et cruelles maladies, les gastrites aiguës et chroniques, les cancers et tant d'autres dont je vous épargne la nomenclature, n'ont souvent pas d'autre origine que l'habitude contractée par le malade d'avaler sans mâcher, soit parce qu'il n'a plus de dents, soit parce qu'il néglige de s'en servir. Il est bien constaté, du reste, que certaines maladies chroniques, celles de l'estomac entr'autres, exercent une influence marquée sur le caractère et l'humeur. La mélancolie, l'acrimonie, la misanthropie en sont souvent l'effet. Et voyez donc où ces dispositions sombres peuvent entraîner certains hommes, des juges, des ministres et mieux encore. Pourquoi Charles IX a-t-il fait sonner le tocsin de la Saint-Barthélemy?— Vous le savez, c'est parce qu'il avait l'esprit sombre, inquiet, soupçonneux ; et cela venait de ce que ce roi poète, artiste et doux dans le fond, était l'homme le plus constipé de son royaume. Il avait de mauvaises dents, mangeait vite et ne mâchait pas.

Je crois que j'ai presque parlé médécine, quittons vite ce terrain. Laissons un moment l'homme et venons à la bête, si bête il y a plus bête que l'homme.

Chez les bêtes, les dents servent non-seulement à manger, mais à mordre ; et il semble que leur longueur varie en raison directe de l'intelligence dont l'animal est pourvu. L'éléphant, le plus intelligent des vertébrés, porte les plus longues défenses. Le lion est le plus noble, voyez ses canines. L'aï et le paresseux sont les plus absurdes, aussi sont-ils des édentés.

La dent sert à l'attaque et à la défense. C'est la vie tout entière. Et cela est vrai aussi dans notre genre humain. Aux deux extrémités de la vie, dans l'enfance et dans la vieillesse, cette seconde enfance, il est sans forces et sans pouvoir. Il n'a point de dents. Le suprême désespoir, la rage effrénée, la jouissance extrême mordent quand ils ne peuvent plus ni parler, ni crier, ni rire, ni pleurer. D'un homme aggressif, du journaliste critique, par exemple, on dit qu'*il a de bonnes dents*. De celui qui se met sur la défensive, on dit qu'*il montre les dents*, et lorsqu'il n'en peut plus, c'est qu'*il est sur les dents*. Quand il se les ait bien toutes cassées, on le traite de vieille ganache et de *mâchoire*.

L'une des plus illustres mâchoires qui aient usé leurs dents contre l'édifice des abus et des préjugés sociaux, fut Voltaire. Il les avait fortes et belles, et s'en servit pour saper, comme on dit, les bases de l'ancienne société. Si bien, même, qu'après les avoir toutes perdues, il n'en cessa pas pour cela de mordre dur et serré avec sa vieille mâchoire en casse-noisettes.

Mais si les dents servent à mordre, je l'ai dit, elles servent à sourire. Elles sont l'auxiliaire indispensable de la beauté chez l'homme comme chez la femme. Que de pauvres filles, riches de leurs beaux yeux et de leurs belles dents, ont fait, avec cette seule dot, d'heureux et riches mariages? Combien d'autres avec tous les dons de la fortune et de la naissance ont manqué leur bonheur, et ont vu s'enfuir le fiancé de leur âme devant leurs dents perdues. Témoin cette pauvre mademoiselle de V., dont mon compère Jacques Démon vous a raconté les malheurs... Ce qui me fait penser que j'ai une histoire à vous dire sur ce sujet, mais une histoire vraie. Remise au prochain numéro.

Les dents servent à sourire, c'est-à-dire à être belle, ai-je dit encore, — et, je vous le demande, que serait la vie pour nous, pauvres travailleurs, sans la femme, son sourire et sa beauté? Car, tout ne consiste pas à amasser plus ou moins d'or pour l'enfermer dans un coffre et mourir auprès. N'est-ce pas la récompense la plus belle aux plus durs travaux, et cela ne nous fait-il pas oublier les plus amers chagrins que d'entendre une belle bouche nous murmurer à l'oreille de douces paroles? Mais pour que la bouche soit belle, il faut que les dents soient blanches et que l'haleine soit pure. Les exemples fourmillent, du reste, des services rendus à l'humanité par les sourires de certaines femmes. C'est à la beauté de Judith que la ville de Béthulie dut son salut; certainement l'héroïne juive n'eut pas captivé Holopherne, si elle eût eu les dents gâtées ; et dans ce temps-là les dentistes n'abondaient pas en Judée où les fausses dents étaient peu connues. Que serait devenu le petit peuple juif sous les hordes victorieuses du farouche Assyrien?— On n'a jamais pu le savoir.

Si Catherine, la servante livonnienne, n'eut pas eu ses dents de nacre et son sourire, d'esclave-maîtresse de Menzikoff elle ne fut pas devenue l'épouse légitime du czar Pierre, et le monde n'eut pas connu l'impératrice Catherine I$^{re}$. On ne sait pas trop alors ce qui serait arrivé à Pierre-le-Grand et à son empire naissant, sur les bords du Pruth, si *le bon génie* n'eût été là. Le bon génie, c'était la belle Catherine dont le sourire obtint du grand visir le traité sauveur, impitoyablement refusé au brave Sheremetoff, à cause peut-être de ses grandes moustaches. —Pierre-le-Grand et son armée anéantis aux bords du Pruth par les Turcs, que serait-il advenu de la Russie et où se serait arrêtée la splendide destinée de Charles XII, l'Alexandre du Nord ? Nul ne peut le savoir, et la carte de l'Europe ne serait peut-être pas telle qu'elle est aujourd'hui.

L'autre Catherine, Catherine *le Grand*, Catherine II, l'*ami* de Voltaire, le *continuateur* de Pierre-le-Grand, avait, comme Christine de Suède, de belles dents et de beaux yeux. — Ses biographes n'ont eu garde de l'oublier. — Sans son sourire, que Byron traite si cavalièrement, elle n'eût peut-être point eu Potenkin, et la Russie eût peut-être attendu long-temps encore la conquête d'une de ses plus belles provinces.

Mais c'est assez pour vous prouver chers parisiens, combien est incomplète la définitions des dents que donne l'Académie. Vous voyez, au contraire, ô mes contemporains, jusqu'où peut aller le pouvoir des belles dents. Pourquoi donc alors rencontré-je parmi vous tant de jolis visages déshonorés par des dents gâtées? — Pourquoi? lorsque des soins aussi simples que ceux dont vous a entretenus naguère mon confrère le docteur Bon-Sens, une brosse douce et de l'eau claire,— suffiraient à vous prévenir de ce malheur ; pourquoi? lorsque vous avez maintenant des chirurgiens sérieux qui,— le malheur arrivé par votre faute, — peuvent le réparer par leur habilité; — pourquoi? je vous le demande. — Vous ne répondez rien, n'est-ce pas ? — Non, parce que vous êtes sans excuse. Aussi, suis-je tenté de finir mon épître comme une homélie : « Pardonnez-leur, ô mon Dieu, car ils ne savent ce qu'ils font! »

J. Pelletan fils.

# LA DEUXIÈME AUX PARISIENS.

—

## LES DENTS

### ET LEUR INFLUENCE SUR LE BONHEUR DOMESTIQUE.

—

CHERS PARISIENS,

Hélas! pourquoi faut-il que le bonheur pour l'homme dans ce monde tourne toujours autour de la femme?

Que voulez-vous, ô mes pauvres amis, c'est ainsi, et nous sommes forcés d'en passer par là! — Il nous faut donc raisonner sur cette base qui nous est fournie par les conditions mêmes de notre existence.

Bien des moralistes qui ont des femmes laides, — les moralistes ont toujours des femmes laides, sans quoi ils ne seraient pas moralistes, — bien des moralistes nous ont dit qu'il ne faut pas tenir à la beauté dans la femme que l'on veut faire sienne. La maxime a, comme toutes les maximes, du bon et du mauvais. Il en cuit en effet quelquefois d'avoir une femme trop belle : voyez l'histoire de la femme au roi Candaule.

Je sais bien que si votre femme est bonne et douce, vous avez quelque raison de vous en tenir là et de bénir l'Éternel, car on peut, avec le temps, s'habituer à un laid visage. Cependant, convenons-en, c'est une bien triste chose que de passer son existence face à face avec un laideron. Il est alors assez naturel que l'on succombe à des tentations. Vient ensuite le cortége des jalousies et des scènes de ménage, et adieu le bonheur domestique!

Ainsi, tout bien discuté, nous n'en sommes pas plus avancés; mais ce que je puis, chers concitoyens, vous recommander avec juste raison, c'est de rechercher avant tout dans vos femmes la qualité des dents.

J'admets en effet que vous aimez vos compagnes, et que, par conséquent, si les maux des dents les viennent assaillir, vous souffrez de les voir souffrir. Et puis voyez-vous d'ici le bataillon des petites fioles, chloroforme, laudanum, créosote, éther? Voyez-vous le monceau des petits tampons de coton, les uns dans l'oreille, les autres dans le trou de la dent? Voyez-vous d'ici tous les ciments, mastics, plombages que tous les dentistes de Paris insinueront dans les molaires de madame? — Avez-vous compté les visites que vous ferez avec elle chez ces messieurs, visites sans résultats, car à peine dans le salon, madame est guérie et veut s'en aller? Voyez-vous cet horizon émaillé de pinces, de forceps, de clefs de Garengeot, de pieds-de-biche, de langues-de-carpe et de mille autres engins de cette gracieuse farine?

Je sais bien qu'étant donnée une femme qui a les dents gâtées, il y aurait un moyen excellent de la mettre à l'abri de ces mésaventures que je viens de vous signaler. Ce moyen, je vous l'indiquerai le mois prochain si vous le voulez bien; pour aujourd'hui, laissez-moi vous raconter une histoire vraie que je vous ai annoncée et qui vient à l'appui de ce que je vous ai dit plus haut.

Un jeune homme beau, riche et bien posé dans le monde diplomatique, après avoir usé largement de la vie, arrivé sur le seuil de ses trente ans, résolut de faire, comme on dit, une fin, et de se marier. — Il chargea donc un sien vieil ami de se mettre en quête par les salons de Paris d'une héritière contre qui il lui fut loisible de se marier. Mais, hélas! Fortunio. — Appelons notre homme Fortunio, c'est un nom bien porté, —

Fortunio donc avait, dans sa vie, hanté bien des femmes des plus belles, des plus agaçantes et des plus spirituelles. Si bien que, près de ses déhontées, chacune des jeunes et candides vierges qu'on lui proposait pour moitié, paraissait bien pauvre et de charmes et de séductions.

L'une était bête, l'autre coquette, celle-ci prude, celle-là jouissait d'une désinvolture inquiétante. Fortunio, à qui ses moyens permettaient de faire un choix, flottait comme Joconde de la brune à la blonde, et, en fin de compte, commençait de devenir un vieux garçon. Néanmoins, comme il avait mené jusque-là joyeuse vie, il prétendait, avec assez de raison d'ailleurs, ne pas se condamner pour le reste de ses jours au martyre conjugal dont les exemples lui avaient si souvent passé sous les yeux.

En homme convaincu de la bonté de sa cause, et qui regarde le mariage comme un acte auquel il faut penser toute sa vie avant de le faire, Fortunio mit cinq ans à cette recherche ; quelques fils d'argent commençaient à se glisser sur ses tempes, il vit que le moment de se décider était à la fin venu.

Un jour le vieil ami qui continuait ses perquisitions vint annoncer qu'il avait trouvé *la pie au nid.*

Il s'agissait cette fois d'une jeune fille assez riche pour n'être point à charge au nouveau ménage, assez pauvre pour ne point humilier son mari sous le poids de sa dot, aussi simple que jolie, aussi spirituelle qu'instruite, sans être prétentieuse.

Une entrevue fut ménagée, et Fortunio quitta mademoiselle de C., enchanté de sa grace charmante et de son ravissant esprit. Il résolut donc cette fois d'en finir sans plus ample informé et de faire bien vite une démarche officielle, de peur de voir surgir quelque nouveau désenchantement, lorsqu'un matin arriva, tout effaré, le susdit vieil ami.

— Qu'avez-vous donc, lui dit Fortunio, votre faux toupet est à l'envers, et vous avez oublié de noircir votre favori gauche.

— Ah! mon ami, nous jouons de malheur.

— En quoi donc? vous m'effrayez.

— Vous ne savez pas? mademoiselle de C...

— Eh bien? qu'y a-t-il? Est-elle morte?

— Non pas pour tous, mais perdue pour vous!

— Qu'a-t-elle? Est-elle mariée depuis hier soir.

— Non, pauvre fille, il vaudrait mieux pour elle que cela fût! Mais vous ne pouvez plus l'épouser.

— Et pourquoi donc, mon Dieu? quel défaut lui avez-vous trouvé? — Avez-vous surpris un amoureux ignoré? — Ecrit-elle dans les journaux? — fume-t-elle la pipe? — joue-t-elle de la clarinette? — aime-t-elle l'eau-de-vie et les cervelas à l'ail? — lui avez-vous découvert onze frères, six oncles et six tantes, cinquante et un cousins et cousines, avec soixante-douze grands parents? — Enfin, dites, qu'y a-t-il?

— Ah! mon ami, hélas! rien de tout cela, elle n'a point d'amoureux, elle est sage, n'aime ni l'ail ni la pipe et est innocente de la clarinette; elle n'a ni frère ni sœur, ni oncle ni tante, ni cousin ni cousine, mais seulement une vieille grand'mère qui se fossilise en province, juste assez pour constituer des *espérances*.

— Eh bien! ce n'est point un mal. Est-ce donc ce qui vous effarouche à ce point?

— Non, mon pauvre Fortunio, ce qui me bouleverse enfin, il faut bien le dire, elle a d'affreuses dents.

— Ah! diable! vous avez raison, c'est grave. Mais il est alors bizarre que je ne m'en sois pas aperçu. Diable, je suis vexé!

— Pensez donc, mon ami, quelle calamité, les rages de dents, la créosote, le coton au laudanum, les dents à pivot, l'haleine malsaine! Quelle plaie pour un ménage comme le vôtre!

— Saprelotte! vous avez affreusement raison. C'est fini. — Cependant, j'y vais voir.

Et Fortunio s'habilla, puis se rendit en toute hâte et la mort dans l'âme chez Mademoiselle de C..., qui lui sembla plus charmante que jamais.

Cependant, tout en causant il cherchait à constater la denture désastreuse dont l'avait menacé l'ami Bernard.

— Vous regardez mes dents, lui dit la jeune fille. N'est-ce pas qu'elles sont belles?

Et, faisant une petite grimace ravissante, elle exhiba une double rangée de dents fines, blanches et nacrées comme des perles.

— Cela vous étonne! ajouta-t-elle. Car on vous aura dit, sans doute, que je n'en ai pas.

— Mais pas du tout, Mademoiselle, mon ami Bernard, que vous connaissez bien, m'a dit, je crois, que vous ne les aviez pas... fort bonnes.

— Pas fort bonnes! en vérité, il vous a trompé; voyez, je

casse des noyaux de pêche... grâce à mon dentiste; car si M. Bernard vous a dit que j'ai de mauvaises dents, il vous a trompé, je n'en ai pas du tout.

— Comment? pas du tout.

— Pas du tout, et je ne m'en cache pas.

Et elle expliqua à Fortunio comment un accident, une maladie d'enfance, je ne sais plus au juste, l'avait privée de toutes ses dents. Quant à la magnifique denture qui ornait sa bouche, c'était tout simplement un *dentier à succion*.

Fortunio ne sortit que fort tard de chez Mademoiselle de C...

Le lendemain, dans l'après-midi, chaussé, ganté, vêtu avec solennité, il se rendait chez le vieux Bernard.

— Eh bien ! lui dit celui-ci en le voyant, êtes-vous convaincu, mon pauvre ami?

— Moi? dit Fortunio, je suis enchanté !

— Ah bah ! dit l'autre ahuri.

— Ah ! çà, mon ami, qu'est-ce que vous me disiez donc hier?

— Moi? mais je vous disais que Mademoiselle de C... avait de mauvaises dents.

— Eh bien, je vais faire ma demande.

— Comment?

— Elle n'a pas de mauvaises dents, elle n'en a pas du tout.

— Comment, pas du tout?

— Non, pas du tout, c'est clair et limpide, comprenez-vous ? Vous craigniez les rages de dents, les chicots, les pivots, l'haleine impure. Je ne crains rien de tout cela, ma femme n'a pas dents, pas plus que sur ma main, je suis très content. Comprenez-vous ?

— Hum ! un peu, mais guère.

— C'est assez. C'est aujourd'hui le 10, le 21 vous serez mon témoin, Bernard, c'est entendu. Adieu.

Et Fortunio alla faire sa demande. Le mariage eut lieu le printemps dernier à la Madeleine ; les deux jeunes époux sont parfaitement heureux. Je vous ai dit que cette histoire est vraie, et pour preuve, c'est que si vous n'avez pas rencontré le charmant couple dans le monde, vous l'y verrez ce soir ou demain.

Pour en revenir à mon thème, vous qui aspirez au bonheur domestique, et qui naturellement recherchez dans votre femme le plus de qualités possible, veillez à sa dentition, car de mauvaises dents seraient une source inépuisable de tribulations pour votre intérieur, de déboires pour votre bourse, et de chagrins pour votre cœur sensible, à moins que, comme mon ami Fortunio, vous ne passiez à l'extrême, ou que vous veuilliez, en homme sensé, avoir recours au moyen dont je vous entretiendrai bientôt. Mais je n'ose pas l'espérer, car c'est le seul bon, et j'ai bien peur, ô Parisiens, que vous ne soyez toujours des gobe-mouches, bayant aux grues, mangeant votre blé en herbe et prenant des vessies pour des lanternes, comme jadis Panurge au fameux pays de Salmigondin.

J. Pelletan fils.

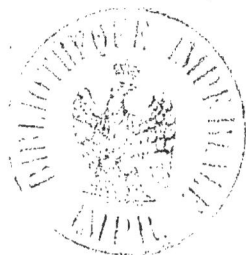

# TABLE.

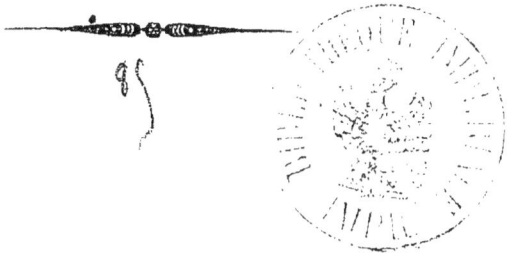